Der Verlag dankt Vanessa Le Caignec für die vertrauensvolle Zusammenarbeit.

Kontakt Vanessa Le Caignec: www.lecaignec.com

Veröffentlichen via Ondefo

Möchtest du ein Buch veröffentlichen, wende dich bitte via E-Mail (mail@ondefo.de) direkt an den Verlag. Wir vom Ondefo-Verlag haben uns zum Ziel gesetzt, besonders Autoren von Fach- und Kinderbüchern sowie Autoren von Büchern zum Thema Sprachen, Skandinavien und Japan zu unterstützen.

ISBN 978-3-939 70360-0

www.ondefo.de

BABY – WÖRTERBUCH

DEUTSCH – FRANZÖSISCH
FRANZÖSISCH – DEUTSCH

Thematisches Wörterbuch
zu den Bereichen Schwangerschaft, Entbindung, Kleinkind ...

VANESSA LE CAIGNEC

ONDEFO

Deutsch - Französisch

1. Allgemeines / Généralités 7
2. Kinderwunsch / Désir d'avoir un enfant 10
3. Schwangerschaft / Grossesse 11
4. Geburt / Naissance 15
5. Ernährung / Alimentation 19
6. Gesundheit / Santé 20
7. Stillen / Allaitement 25
8. Babyausstattung / Articles de puériculture 26
9. Behördengänge / Démarches administratives ... 31
10. Frühchen / Prématurés 32
11. Anatomie / Anatomie 33
12. Notizen / Notes 34

Français - Allemand

1. Généralités / Allgemeines 38
2. Désir d'avoir un enfant / Kinderwunsch 40
3. Grossesse / Schwangerschaft 42
4. Naissance / Geburt 45
5. Alimentation / Ernährung 49
6. Santé / Gesundheit 50
7. Allaitement / Stillen 55
8. Articles de puériculture / Babyausstattung 56
9. Démarches administratives / Behördengänge ... 61
10. Prématurés / Frühchen 62
11. Anatomie / Anatomie 63
12. Notes / Notizen 64

Abkürzungen

f. *Femininum - weiblich*

m. *Maskulinum - männlich*

n. *Neutrum - weder weiblich noch männlich*

pl. *Plural - Mehrzahl*

Hinweis: *Presswehen f. pl., da Singular: Presswehe f.*

1. Allgemeines / Généralités

Alleinerziehende f.	*mère célibataire f.*
Alleinerziehender m.	*père célibataire m.*
Arzt m.	*médecin m.*
Baby n.	*bébé m.*
Babyschwimmen n.	*bébés nageurs m. pl.*
Babysitter m.	*baby-sitter f. m.*
brabbeln	*babiller*
Co-sleeping n., Familienbett n.	*co-sleeping m., lit partagé m.*
eineiige Zwillinge m. pl.	*jumeaux homozygotes m. pl., vrais jumeaux m. pl.*
einwickeln	*emmailloter*
Eltern pl.	*parents m. pl.*
· werdende Eltern pl.	*futurs parents m. pl.*
Engelslachen n.	*sourire aux anges m.*
Enkel m.	*petit-fils m.*
Enkelin f.	*petite-fille f.*
Enkel pl., Enkelkinder n. pl.	*petits-enfants pl.*
Entbindung f.	*accouchement m.*
Erb-, erblich	*héréditaire*
Erbgut n.	*patrimoine génétique m.*
Familienbett n., Co-Sleeping n.	*lit partagé m., co-sleeping m.*
Familienplanung f.	*planning familial m.*
Geburtenkontrolle f.	*contrôle des naissances m.*
Geburtshilfe f.	*obstétrique f.*
Großeltern pl.	*grands-parents m. pl.*
Großmutter f.	*grand-mère f.*
· Oma f.	*mémé f., mamie f.*
Großvater m.	*grand-père m.*
· Opa m.	*pépé m., papi m.*
großziehen	*élever*
Junge m.	*garçon m.*

kauen	*mâchouiller*
Kind n.	*enfant m.*
Kinderärztin f., Kinderarzt m.	*pédiatre m. f.*
Kindergarten m.	*maternelle f., jardin d'enfants m.*
Kindergärtnerin f.	*institutrice de maternelle f., jardinière d'enfants f.*
Kinderpflege f., Kleinkinderpflege f.	*puériculture f.*
Kinderpflegerin f.	*puéricultrice f.*
Kleinkind n.	*petit enfant m.*
Krabbelgruppe f.	*groupe de jeux m.*
krabbeln	*marcher à quatre pattes*
Krippe f.	*crèche f.*
laufen	*marcher*
Mädchen n.	*fille f.*
Mittagsschläfchen n.	*sieste f.*
Motorik f.	*motricité f.*
mütterlich	*maternel*
musikalische Früherziehung f.	*éveil musical m.*
Mutter f.	*mère f.*
· werdende Mutter f.	*future mère f., future maman f.*
Mutti f.	*maman f.*
Mutterschaft f.	*maternité f.*
Nachwuchs m.	*progéniture f.*
Neugeborene n. f. m.	*nourrisson m.*
nuckeln	*sucer*
Oma f.	*mémé f., mamie f.*
Opa m.	*pépé m., papi m.*
Papa m.	*papa m.*
plappern	*babiller*
pränatal, vorgeburtlich	*prénatal*
quengeln	*pleurnicher, ronchonner*
Retortenbaby n.	*bébé-éprouvette m.*
robben	*ramper*

sabbern	*baver*
Samenbank f.	*banque du sperme f.*
schaukeln	*se balancer*
Schlaf m.	*sommeil m.*
Schlaflied n.	*berceuse f.*
Schwangerschaft f.	*grossesse f.*
sitzen	*être assis*
Sohn m.	*fils m.*
Spermizid n.	*spermicide m.*
Spracherwerb m.	*apprentissage du langage m.*
sprechen	*parler*
Spreizhaltung f.	*position grenouille f.*
Sprössling m.	*rejeton m.*
stehen	*être debout*
strampeln	*se trémousser, gigoter*
Tagesmutter f.	*nounou f., nourrice f.*
Tochter f.	*fille f.*
Vater m.	*père m.*
Vaterschaft f.	*paternité f.*
wachsen	*grandir*
werdende Eltern pl.	*futurs parents m. pl.*
werdende Mutter f.	*future mère f., future maman f.*
wickeln	*changer*
Wunschkind n.	*enfant désiré m.*
zappeln	*gigoter*
Zwillinge m. pl.	*jumeaux m. pl.*
· eineiige Zwillinge m. pl.	*homozygotes m. pl., vrais jumeaux m. pl.*
· zweieiige Zwillinge m. pl.	*jumeaux hétérozygotes m. pl., faux jumeaux m. pl.*

2. Kinderwunsch / Désir d'avoir un enfant

Abstrich m.	*frottis m.*
Azoospermie f.	*azoospermie f.*
Befruchtung f.	*fécondation f.*
· künstliche Befruchtung f.	*insémination artificielle f.*
Chromosom n.	*chromosome m.*
Diaphragma n.	*diaphragme m.*
Ei n.	*œuf m.*
Einnistung f.	*nidation f.*
Eisprung m.	*ovulation f.*
Eizelle f.	*ovule m.*
Empfängnis f., Zeugung f.	*conception f.*
· medizinisch unterstützte Zeugung f.	*procréation médicalement assistée f.*
Endometrium n., Gebärmutterschleimhaut f.	*endomètre m.*
Gebärmutter f.	*utérus m.*
Gen n.	*gène m.*
Geschlechtsverkehr m.	*rapport sexuel m.*
Geschlechtszelle f.	*gamète f.*
Gonade f.	*gonade f.*
in vitro	*in vitro*
In-vitro-Fertilisation f., IVF	*fécondation in vitro (FIV) f.*
Infertilität f.	*infertilité f.*
Intrauterinspirale f., Spirale f.	*stérilet m.*
Kondom n.	*préservatif m.*
künstliche Befruchtung f.	*insémination artificielle f.*
letzte Regelblutung f.	*dernières règles f. pl.*
medizinisch unterstützte Zeugung f.	*procréation médicalement assistée f.*
Menstruation f.	*menstruation f.*
Periode f.	*règles f. pl.*
Pille f.	*pilule f.*

Sperma n.	*sperme m.*
Spermiogramm n.	*spermogramme m.*
Spermium n.	*spermatozoïde m.*
Spirale f., Intraunterinspirale,	*stérilet m.*
Sterilität f., Unfruchtbarkeit f.	*stérilité f.*
Temperaturkurve f.	*courbe thermique f.*
Unfruchtbarkeit f., Sterilität f.	*stérilité f.*
Verhütung f.	*contraception f.*
Verhütungsmittel n.	*moyen de contraception m.*
Zellteilung f.	*division cellulaire f.*
Zervixschleim m.	*glaire cervicale f.*
Zeugung f.	*procréation f.*
Zyklus m.	*cycle m.*

3. Schwangerschaft / Grossesse

Abdomenumfang m.	*circonférence abdominale f.*
Abtreibung f.	*avortement m.*
· therapeutische Abtreibung f.	*interruption médicale de grossesse (IMG) f.*
Agglutinin n.	*agglutinine f.*
Akupunktur f.	*acupuncture f.*
Alpha-Fetoprotein n.	*alpha-fétoprotéine f.*
Amniozentese f., Fruchtwasseruntersuchung f.	*amniocentèse f.*
Aufnahme der fetalen Herztöne f.	*enregistrement du rythme cardiaque fœtal (ERCF) m.*
Ausfluss m.	*pertes f. pl.*
äußere Wendung f.	*version céphalique externe (VCE) f.*
Bauchumfang m.	*circonférence du ventre f.*

Beckenmessung f., Pelvimetrie f.	*pelvimétrie f.*
Cerclage f., Umschlingung des Gebärmutterhalses f.	*cerclage m.*
Chloasma n., Melasma n., Mutterflecken pl. m.	*chloasma m., melasma m., masque de grossesse m.*
Chorionzottenbiopsie f.	*prélèvement des villosités choriales (PVC) m.*
Dehnungsstreifen m. pl., Schwangerschaftsstreifen m. pl.	*vergetures f. pl.*
DNA-Analyse f.	*analyse ADN f.*
Eileiterschwangerschaft f.	*grossesse tubaire f.*
ein Kind erwarten	*attendre un enfant*
ektopische Schwangerschaft f.	*grossesse extra-utérine f.*
Embryo m.	*embryon m.*
Erstgebärende f.	*primipare f.*
Fehlgeburt f., Mangelgeburt f.	*fausse couche f.*
Folsäure f.	*acide folique m.*
fötale Position f.	*position fœtale f.*
Fötus m.	*fœtus m.*
Fruchtwasser n.	*liquide amniotique m.*
Fruchtwasseruntersuchung f., Amniozentese f.	*amniocentèse f.*
Fundusstand m.	*hauteur utérine f.*
Geburtstermin m.	*terme m.*
· voraussichtlicher Geburtstermin m.	*date prévue d'accouchement (DPA) f.*
Geburtsvorbereitungskurs m.	*cours de préparation à l'accouchement m.*
Geruchsempfindlichkeit f.	*sensibilité aux odeurs f.*
Gestation f.	*gestation f.*
Haptonomie f.	*haptonomie f.*
Harndrang m.	*besoin d'uriner m.*
Heißhunger m.	*fringale f.*

Hormon n.	*hormone f.*
im dritten Monat schwanger sein	*être enceinte de trois mois*
in utero	*in utero*
indische Brücke f.	*pont indien m.*
Juckreiz m., Pruritus m.	*prurit m.*
Käseschmiere f.	*vernix m.*
Keimhülle f., Trophoblast m.	*trophoblaste m.*
Kopfdurchmesser m.	*diamètre de la tête m.*
Kordozentese f., Nabelschnurpunktion f.	*cordocentèse f.*
Lanugo n., Fetalhaarkleid n.	*lanugo m.*
Leihmutter f.	*mère porteuse f.*
Linea nigra f.	*ligne noire f.*
Massage f.	*massage m.*
Mehrgebärende f.	*multipare f.*
Monat m.	*mois m.*
Morula f.	*morula f.*
Mutterflecken m. pl.	*chloasma m., melasma m., masque de grossesse m.*
Mutterkuchen m.	*placenta m.*
Mutterpass m.	*carnet de grossesse m., carnet de maternité m.*
Nabelschnur f.	*cordon ombilical m.*
· Nabelschnurumschlingung f.	*circulaire du cordon f.*
· Nabelschnurpunktion f., Kordozentese f.	*cordocentèse f.*
Nackenfaltendicke f.	*épaisseur du pli nucal f.*
Östrogen n.	*œstrogène m.*
parietale Schädelbreite f.	*diamètre bi-pariétal m.*
Pille danach f.	*pilule du lendemain f.*
Plazenta f., Mutterkuchen m.	*placenta m.*
Pränataldiagnostik f.	*diagnostic prénatal m.*
Progesteron n.	*progestérone f.*

Quartal n.	*trimestre m.*
Rhesusfaktor m.	*facteur rhésus m.*
Rhesusunverträglichkeit f.	*incompatibilité rhésus f.*
Schädel m.	*crâne m.*
· parietale Schädelbreite f.	*diamètre bi-pariétal m.*
Scheitel-Steiß-Länge (SSL) f.	*longueur vertex-coccyx f.*
schwanger sein	*être enceinte*
Schwangere f.	*femme enceinte f.*
Schwangerschaft f.	*grossesse f.*
· ektopische Schwangerschaft f.	*grossesse extra-utérine f.*
Schwangerschaftsabbruch m.	*interruption volontaire de grossesse f. (IVG)*
Schwangerschafts-BH m.	*soutien-gorge de grossesse m.*
Schwangerschaftsgymnastik f.	*gymnastique prénatale f.*
Schwangerschaftsstreifen m. pl., Dehnungsstreifen m. pl.	*vergetures f. pl.*
Schwangerschaftstest m.	*test de grossesse m.*
Schwangerschaftswoche f.	*semaine d'aménorrhée f.*
Sophrologie f.	*sophrologie f.*
Steißlage f.	*présentation par le siège f.*
Stützgürtel m.	*ceinture de maintien f.*
therapeutische Abtreibung f.	*interruption médicale de grossesse (IMG) f.*
Triple-Test m.	*triple test m.*
Trophoblast m., Keimhülle f.	*trophoblaste m.*
Übelkeit f.	*nausée f.*
Übungswehen f.	*premières douleurs f. pl.*
Ultraschall m.	*échographie f.*
Urintest m.	*analyse d'urine f.*
voraussichtlicher Geburtstermin m.	*date prévue d'accouchement (DPA) f.*
vorgeburtliche Untersuchungen f.	*examens prénataux m. pl.*

Vorsorgetermin m.	*visite prénatale f.*
Vorsorgeuntersuchung f.	*examen prénatal m.*
Wassereinlagerung f.	*rétention d'eau f.*
Yoga für Schwangere n.	*yoga prénatal m.*
Zwillingsschwangerschaft f.	*grossesse gémellaire f.*

4. Geburt / Naissance

abdominal	*voie haute f.*
ambulante Geburt f.	*accouchement ambulatoire m.*
Apgar-Schema n.	*score d'Apgar m.*
Aromatherapie f.	*aromathérapie f.*
assistierte Entbindung f.	*accouchement assisté m.*
Austreibung f.	*expulsion f.*
Austreibungsphase f.	*phase d'expulsion f.*
Baby-blues m.	*baby-blues m.*
Beleghebamme f.	*sage-femme indépendante f.*
Betäubungsmittel n.	*anesthésique m.*
Binde f.	*protection périodique f.*
Blasensprung m.	*perte des eaux f.*
· künstliche Blasensprung m.	*rupture artificielle des membranes f.*
Cardiotokographie (CTG) f.	*cardiotocographie f.*
Dammriss m.	*déchirure du périnée f.*
Dammschnitt m.	*épisiotomie f.*
drücken, pressen	*pousser*
Dystokie f., Geburtshindernis n.	*dystocie f.*
ein Kind gebären	*mettre un enfant au monde*
Einlauf m.	*lavement m.*
Einleitung f.	*déclenchement m.*
Einstellung (des Babys) f.	*engagement m.*
entbinden	*accoucher*

Entbindung f.	*accouchement m.*
Entbindungsraum m.	*salle d'accouchement f.*
Eröffnung f.	*dilatation f.*
Eröffnungsphase f.	*phase de dilatation f.*
fetale Notsituation f.	*détresse fœtale f.*
Fruchtblase f.	*poche des eaux f.*
gebären	*donner naissance à*
· ein Kind gebären	*mettre un enfant au monde*
Gebärstuhl m.	*chaise d'accouchement f.*
Gebärwanne f.	*baignoire d'accouchement f.*
Geburt f.	*naissance f.*
Geburtsgewicht n.	*poids de naissance m.*
Geburtshaus n.	*maison de naissance f.*
Geburtshelfer m.	*obstétricien m.*
Geburtshelferin f.	*doula f.*
Geburtskanal m.	*filière pelvienne f.*
Geburtsklinik f.	*maternité f.*
Geburtsplan m.	*projet de naissance m.*
Geburtswehen f. pl.	*travail m.*
Geburtszange f.	*forceps m.*
Geschlecht n.	*sexe m.*
Hausgeburt f.	*accouchement à domicile m.*
Hebamme f.	*sage-femme f.*
Hormonumstellung f.	*changements hormonaux m. pl.*
Infusion f.	*perfusion f.*
Inkubator m.	*incubateur m.*
Kaiserschnitt m.	*césarienne f.*
Katheter m.	*cathéter m.*
Kindspech n., Mekonium n.	*méconium m.*
komplette Eröffnung f.	*dilatation complète f.*
Kreißsaal m.	*salle de travail f.*
künstliche Blasensprung m.	*rupture artificielle des membranes f.*
Lage f.	*présentation f.*

medizinische Überwachung f.	*monitoring m.*
Mehrlingsgeburt f.	*naissance multiple f.*
Mekonium n., Kindspech n.	*méconium m.*
Nabelschnurvorfall m.	*procidence du cordon f.*
Nachgeburt f.	*délivrance f.*
Nachsorge f.	*suivi postnatal m.*
Nachuntersuchung f.	*consultation postnatale f.*
Nachwehen f. pl.	*tranchées f. pl.*
Naht f.	*points de suture m. pl.*
Namensbändchen n.	*bracelet d'identité m.*
Narkose f.	*anesthésie f.*
· örtliche Betäubung f.	*anesthésie locale f.*
· Vollnarkose f.	*anesthésie générale f.*
Neugeborenen-Intensivstation f.	*service néonatal m.*
Notsituation f.	*situation d'urgence f.*
· fetale Notsituation f.	*détresse fœtale f.*
örtliche Betäubung f.	*anesthésie locale f.*
Oxytocin n.	*ocytocine f.*
Partogramm n.	*partogramme m.*
Periduralanästhesie (PDA) f.	*péridurale f.*
Pethidin n.	*péthidine f.*
Pezziball m.	*ballon de naissance m.*
Placenta praevia f., Fehllage der Plazenta f.	*placenta praevia m.*
postpartal	*post-partum*
postpartale Psychose f.	*psychose post-partum f.*
pressen, drücken	*pousser*
Presswehen f. pl.	*contractions d'expulsion f. pl.*
Prostaglandin n.	*prostaglandines f. pl.*
Pulsoxymetrie f.	*oxymétrie de pouls f.*
Rasur f.	*rasage m.*
Reflexologie f.	*réflexologie f.*
Rückbildung f.	*involution utérine f.*

Rückbildungskurs m.	*rééducation du post-partum f.*
Rückkehr der Menstruation f.	*retour de couches (RDC) f.*
Saugglocke f.	*ventouse f.*
Schleimpfropf m.	*bouchon muqueux m.*
Schmerzbehandlung f.	*traitement de la douleur m.*
schmerzlose Geburt f.	*accouchement sans douleur m.*
sich öffnen	*se dilater*
Sitzbad n.	*bain de siège m.*
Spätgeburt f.	*naissance après terme f.*
TENS-Gerät n.	*neurostimulateur transcutané m.*
termingerechte Geburt f.	*naissance à terme f.*
Totgeburt f.	*enfant mort-né m.*
Tropf m.	*perfusion intraveineuse f.*
Übergangsphase f.	*phase de transition f.*
vaginale Entbindung f.	*accouchement par voie basse m.*
vaginale Untersuchung f.	*toucher vaginal m.*
Vollnarkose f.	*anesthésie générale f.*
Vorwehen f. pl.	*pré-travail m.*
Wassergeburt f.	*naissance dans l'eau f.*
Wehe f.	*contraction f.*
Wochenbett n.	*couche f., suites de couche f. pl.*
Wochenbettdepression f.	*dépression post-partum f.*
Wochenfluss m.	*lochies f. pl.*
Zentimeter m.	*centimètre m.*
Zwillingsgeburt f.	*naissance gémellaire f.*

5. Ernährung (der Schwangeren und des Kleinkindes) / Alimentation (de la femme enceinte et du petit enfant)

Anti-Kolik-Ventil n.	*valve anti-colique f.*
ausgewogene Ernährung f.	*alimentation équilibrée f.*
Beikost f.	*aliment complémentaire m.*
Brei m.	*purée f., bouillie f.*
Eisen n.	*fer m.*
Eiweiß n.	*protéine f.*
Ernährung f.	*alimentation f.*
· ausgewogene Ernährung f.	*alimentation équilibrée f.*
essentielle Fettsäure f.	*acide gras essentiel m.*
Fertigmilch f.	*lait infantile m.*
Flasche f., Trinkflasche f.	*biberon m.*
Folgemilch f.	*lait de suite m.*
Gemüse n.	*légume m.*
Getreide n.	*céréale f.*
Gläschen n.	*petit pot m.*
Kalzium n.	*calcium m.*
Karenz f.	*carence f.*
komplexe Kohlenhydrate n. pl.	*sucres lents m. pl.*
Mangan n.	*manganèse m.*
Milchprodukte n. pl.	*produits laitiers m. pl.*
Mineralstoff m.	*substance minérale f.*
Nährstoff m.	*nutriment m.*
Nahrungsergänzungsmittel n.	*complément alimentaire m.*
Obst n.	*fruit m.*
Phosphor m.	*phosphore m.*
Sauger m.	*tétine f.*
Sojamilch f.	*lait de soja m.*
Spurenelemente n. pl.	*oligo-éléments m. pl.*

stärkehaltige Nahrungsmittel pl.	*féculent m.*
Sterilisation f.	*stérilisation f.*
sterilisieren	*stériliser*
Trinkflasche f.	*biberon m.*
Vitamin D n.	*vitamine D f.*
Wachstum n.	*croissance f.*
Ziegenmilch f.	*lait de chèvre m.*
Zwieback m.	*biscotte f.*

6. Gesundheit / Santé

ADHS (Aufmerksamkeitsdefizit-/Hyperaktivitätsstörung)	*TDAH m. (trouble du déficit de l'attention avec ou sans hyperactivité)*
Akne f.	*acné m.*
Allergie f.	*allergie f.*
Anämie f, Blutarmut f.	*anémie f.*
Antibiotikum n.	*antibiotique m.*
Antikörper m.	*anticorps m.*
Appetitlosigkeit f.	*manque d'appétit m.*
Asthma n.	*asthme m.*
Atemnot f.	*insuffisance respiratoire f.*
Atemschutzreflex m.	*réflexe d'apnée m.*
Atmung f.	*respiration f.*
Augenentzündung f.	*ophtalmie f.*
Bauchschmerzen m. pl.	*mal au ventre m.*
Bindehautentzündung f., Konjunktivitis f.	*conjonctivite f.*
Blähung f.	*flatulence f.*
Blasenentzündung f.	*cystite f.*
Blutarmut f.	*anémie f.*
Blutbild n.	*hémogramme m.*

Blutdruck m.	*tension f.*
Blutgruppe f.	*groupe sanguin m.*
Blutgruppenausweis m.	*carte de groupe sanguin f.*
Bluthochdruck m., Hypertension f.	*hypertension f.*
Blutungen f. pl.	*saignements m. pl.*
Blutversorgung f.	*apport de sang m.*
Bradykardie f.	*bradycardie f.*
Bronchiolitis f.	*bronchiolite f.*
Darmflora f.	*flore intestinale f.*
Diabetis m.	*diabète m.*
· juveniler Diabetis m.	*diabète juvénile m.*
Diphtherie f.	*diphtérie f.*
Down-Syndrom n.	*syndrome de Down m., trisomie 21 f.*
Dreimonatskolik f.	*colique des trois premiers mois f.*
Durchblutung f.	*irrigation sanguine f.*
Durchfall m.	*diarrhée f.*
Dysplasie f.	*dysplasie f.*
Edward-Syndrom n.	*syndrome d'Edwards m., trisomie 18 f.*
Einnässen n., Bettnässen n.	*énurésie f.*
Ekzem n.	*eczéma m.*
Entzündung f.	*inflammation f.*
Epidemie f.	*épidémie f.*
Erbrechen n.	*vomissement m.*
Erkältung f.	*rhume m.*
Erworbenes Immundefektsyndrom (AIDS) n.	*syndrome d'immuno-déficience acquise (SIDA) m.*
Fehlbildung f., Missbildung f.	*malformation f.*
fetale Notsituation f.	*souffrance fœtale f.*
Fieber n.	*fièvre f.*
Gastroenteritis f.	*gastro-entérite f.*

gastroösophagealer Reflux m.	*reflux gastro-œsophagien m.*
Gaumenspalte f., Wolfsrachen m.	*fente du palais f.*
Gelbsucht f.	*jaunisse du nourrisson f.*
Genitalinfektion f.	*infection des organes génitaux f.*
Gesundheitspass m., Untersuchungsheft n.	*carnet de santé m.*
Hämorrhoiden f. pl.	*hémorroïdes f. pl.*
Heilpraktiker m.	*homéopathe m.*
Hepatitis B f.	*hépatite B f.*
Heuschnupfen m.	*rhume des foins m.*
Homöopathie f.	*homéopathie f.*
Hörvermögen n.	*audition f.*
Husten m.	*toux f.*
Hydrozephalus m.	*hydrocéphalie f.*
Hyperemesis gravidarum f., extreme Schwangerschaftsübelkeit f.	*hyperémèse f.*
Hyperventilieren n.	*hyperventilation f.*
Hypotrophie f.	*hypotrophie f.*
Hypoxie f., Sauerstoffmangel m.	*hypoxie f.*
Hysteroskopie f., Gebärmutterspiegelung f.	*hystéroscopie f.*
Ikterus m.	*ictère m.*
Immunabwehrkräfte f. pl.	*défenses immunitaires f. pl.*
Immunsystem n.	*système immunitaire m.*
· erworbenes Immundefektsyndrom (AIDS) n.	*syndrome d'immuno-déficience acquise (SIDA) m.*
Impfberatung f.	*conseil en vaccination m.*
Impfbuch n.	*carnet de vaccination m.*
Impfstoff m.	*vaccin m.*
· Mehrfachimpfstoff m.	*vaccin polyvalent m.*
Impfung f.	*vaccination f.*
Infekt m.	*infection f.*

Karies f.	*carie f.*
Keim m.	*germe m.*
Keuchhusten m.	*coqueluche f.*
Kinderärztin f., Kinderarzt m.	*pédiatre m., f.*
Kinderkrankheit f.	*maladie infantile f.*
Kinderlähmung f., Poliomyelitis f.	*poliomyélite f.*
Kolik f.	*colique f.*
Konjunktivitis f., Bindehautentzündung f.	*conjonctivite f.*
Krankheit f.	*maladie f.*
Krankheitserreger m.	*agent pathogène m.*
Laparoskopie f.	*laparoscopie f.*
Lippenspalte f.	*bec-de-lièvre m.*
Lymphangitis f.	*lymphangite f.*
Masern pl.	*rougeole f.*
Mehrfachimpfstoff m.	*vaccin polyvalent m.*
Meningitis f.	*méningite f.*
Meningokokken f. pl.	*méningocoques m. pl.*
Mikrobe f.	*microbe m.*
Missbildung f., Fehlbildung f.	*malformation f.*
Mittelohrentzündung f.	*otite moyenne f.*
Müdigkeit f.	*fatigue f.*
Mumps m.	*oreillons m. pl.*
Nabelbruch m.	*hernie ombilicale f.*
Neurodermitis f.	*névrodermite f.*
Ödem n.	*œdème m.*
Osteopathin f., Osteopath m.	*ostéopathe m.*
Patau-Syndrom n.	*syndrome de Patau m., trisomie 13 f.*
Pickel m.	*bouton m.*
plötzlicher Kindstod m.	*mort subite du nourrisson f.*
Pneumokokken f. pl.	*pneumocoques m. pl.*

Poliomyelitis f., Kinderlähmung f.	*poliomyélite f.*
Präeklampsie f.	*pré-éclampsie f.*
Pseudo-Krupp m.	*pseudocroup m.*
Rachitis f.	*rachitisme m.*
Reflux m.	*reflux m.*
Reizung f.	*irritation f.*
Rotavirus n.	*rotavirus m.*
Röteln pl.	*rubéole f.*
Rückenschmerzen m. pl.	*mal au dos m.*
Schlafstörung f.	*trouble du sommeil m.*
Schluckauf m.	*hoquet m.*
Schorf m., Milchschorf m.	*croûtes de lait f. pl.*
Schwangerschaftsbluthochdruck m.	*gestose f., toxémie gravidique f.*
Schwangerschaftsdiabetes f., Gestationsdiabetes f.	*diabète gestationnel m.*
Sehvermögen n.	*vue f.*
Sodbrennen n.	*aigreurs d'estomac f. pl.*
Soor m.	*muguet m.*
Speichel m.	*salive f.*
Spina bifida f.	*spina-bifida m.*
Symphyse-Syndrom n.	*distension de la symphyse pubienne f.*
Taubheit f.	*surdité f.*
Tetanus m., Starrkrampf m.	*tétanos m.*
Thrombose f.	*thrombose f.*
Toxoplasmose f.	*toxoplasmose f.*
Trisomie f.	*trisomie f.*
Tuberkulose f.	*tuberculose f.*
Verdauung f.	*digestion f.*
Verstopfung f.	*constipation f.*
Virus n.	*virus m.*
Vitamin K n.	*vitamine K f.*

Wadenkrämpfe m. pl.	*crampes au mollet f. pl.*
Wärmeregulation f.	*thermorégulation f.*
Windelausschlag m.	*érythème fessier m.*
Windpocken pl.	*varicelle f.*
zahnen	*faire ses dents*
Zäpfchen n.	*suppositoire m.*
Zerebralparese f., zerebrale Lähmung	*infirmité motrice cérébrale f.*
zystische Fibrose f.	*fibrose kystique f.*

7. Stillen / Allaitement

abpumpen	*tirer son lait*
Abstillen n.	*sevrage m.*
anlegen	*mettre au sein*
Bäuerchen machen	*faire son rot*
Brustdrüsenentzündung f., Mastitis f.,	*mastite f.*
Brusthütchen n.	*protège-mamelon m.*
Brustwarzen-Salbe f.	*crème pour mamelons f.*
elektrische Milchpumpe f.	*tire-lait électrique m.*
Ersatzmilch f.	*lait de remplacement m.*
Fenchel m.	*fenouil m.*
Fütterung f.	*tétée f.*
Kolostrum n., Vormilch f.	*colostrum m.*
Laktation f.	*lactation f.*
Lanolin n.	*lanoline f.*
Mastitis f., Brustdrüsenentzündung f.	*mastite f.*
Milchbildung f.	*production lactée f.*
Milchdrüsen f. pl.	*glandes mammaires f. pl.*
Milcheinschuss m.	*montée de lait f.*
Milchpumpe f.	*tire-lait m.*

· manuelle Milchpumpe f.	*tire-lait manuel m.*
· elektrische Milchpumpe f.	*tire-lait électrique m.*
Milchspendereflex m.	*réflexe d'éjection du lait m.*
Milchstau m.	*engorgement m.*
Montgomery-Drüsen f. pl.	*tubercules de Montgomery m. pl.*
Muttermilch f.	*lait maternel m.*
Prolaktin n.	*prolactine f.*
saugen	*téter*
Saugen n.	*succion f.*
Saugreflex m.	*réflexe de succion m.*
Stillberaterin f.	*consultante en lactation f.*
Still-BH m.	*soutien-gorge d'allaitement m.*
Stilleinlagen f. pl.	*coussinets d'allaitement m. pl.*
stillen	*allaiter, donner le sein*
Stillen n.	*allaitement maternel m.*
Stillkissen n.	*coussin d'allaitement m.*
Stillraum m.	*salle d'allaitement f.*

8. Babyausstattung
Articles de puériculture

Abtropfständer für Flaschen m., Fläschchen-Trockner m., Flaschenständer m.	*égouttoir à biberons m., égoutte-biberons m., sèche-biberons m.*
Autositz m.	*siège auto m.*
Babyausstattung f.	*équipement pour bébé m., articles de puériculture m. pl.*
Baby-Badewanne f.	*baignoire pour bébé f.*
Babykleidung f.	*layette f.*
Babyöl n.	*huile pour bébé f.*
Babyphone n.	*babyphone m.*
Babysack m.	*nid d'ange m.*

Babyschlafsack m.	*gigoteuse f., douillette f., turbulette f.*
Babywaage f.	*pèse-bébé m.*
Babywanne f., Babyschale f.	*nacelle f.*
Backofentür-Stopp m., Backofen-Schutzgitter n.	*protection four f.*
Badeeimer m.	*seau pour le bain m.*
Badehandtuch mit Kapuze n.	*cape de bain f., sortie de bain f.*
Bademantel m.	*peignoir m.*
Badesitz m.	*transat de bain m.*
Badethermometer n.	*thermomètre de bain m.*
Ball m.	*balle f.*
Baustein m.	*cube m.*
Beissring m.	*anneau de dentition m.*
Besteck n.	*couverts m.pl.*
Bett n.	*lit m.*
Bettlaken n.	*drap m.*
Bettschutzgitter n.	*barrière de lit f.*
Bettset n.	*parure de lit f.*
Body m.	*body m.*
Buggy m., Sportwagen m.	*poussette f., poussette canne f.*
Dämpfer m.	*cuiseur à vapeur m.*
Dreirad n.	*tricycle m.*
Eckenschutz m.	*protection d'angles f.*
entwicklungsfähig	*évolutif*
Fahrrad n.	*vélo m.*
Fahrradsitz m.	*siège vélo m.*
Fausthandschuhe m. pl., Fäustlinge m. pl.	*moufles f. pl.*
Flaschenbürste f.	*goupillon m.*
Flaschenwärmer m.	*chauffe-biberon m.*
Fleecedecke f.	*couverture polaire f.*
Flügelhemdchen n.	*brassière f.*
Frisierbürste f.	*brosse à cheveux f.*

Fußsack m.	*chancelière f.*
Garderobenständer m.	*portemanteau m.*
Geburtsanzeigekarte f.	*faire-part de naissance m.*
Gitterstäbe m. pl.	*barreaux m. pl.*
Gummi m. n.	*caoutchouc m.*
Hängematte f.	*hamac m.*
Herdschutzgitter n.	*protection pour cuisinière f.*
Himmelstange f.	*flèche de lit f., ciel de lit m.*
Hochstuhl m.	*chaise haute f.*
Hygieneprodukte n. pl.	*produits d'hygiène m. pl., articles de toilette m. pl.*
Isolierbeutel m., Warmhaltebox f.	*porte-biberon isotherme m.*
Jäckchen n.	*gilet m.*
Kamm m.	*peigne m.*
Kantenschutz m.	*coin de protection m.*
Kasperlepuppe f.	*marionnette f.*
Kinderwagen m.	*landau m.*
Kinderzimmer n.	*chambre d'enfant f.*
Kirschkernkissen n.	*coussin en noyaux de cerise m.*
Kommode f.	*commode f.*
Krabbeldecke f.	*tapis d'activités m.*
Kreisel m.	*toupie f.*
Kuscheldecke f.	*couverture pour bébé f.*
Kuscheltier n.	*doudou m.*
Lagerungskissen n.	*cale-bébé m.*
Latex m.	*latex m.*
Lätzchen n.	*bavoir m.*
Laufrad n.	*draisienne f.*
Laufstall m.	*parc m.*
Laufwagen m., Lauflerngerät n.	*trotteur m., youpala m.*
Löffel m.	*cuillère f.*
Luftbefeuchter m.	*humidificateur m.*
Matratze f.	*matelas m.*

Matratzenschoner m.	*protège-matelas m.*
Messlatte f.	*toise f.*
Mixer m.	*mixeur m.*
Mobile n.	*mobile m.*
Moskitonetz n.	*moustiquaire f.*
Mütze f.	*bonnet m.*
Mullwindel f.	*couche en coton f.*
Nachtlicht n.	*veilleuse f.*
Nachttischlampe f.	*lampe de chevet f.*
Nagelschere f.	*ciseaux à ongles m. pl.*
Nasensekretsauger m., Nasenreiniger m.	*mouche bébé m.*
Nestchen n.	*tour de lit m.*
Overall m.	*combinaison f.*
Pflegetücher n. pl., Feuchttücher n. pl.	*lingettes f. pl.*
Puppe f.	*poupée f.*
Rassel f.	*hochet m.*
Regenhülle f.	*habillage pluie m.*
Reisebett n.	*lit pliant m., lit parapluie m.*
Rollen f. pl.	*roulettes f. pl.*
Roller m.	*trottinette f.*
Sauger m.	*tétine f.*
Schaukel f.	*balançoire f.*
Schaukelpferd n.	*cheval à bascule m.*
Schlafanzug m.	*pyjama m., dors-bien m.*
Schneeanzug m.	*combinaison de neige f.*
Schnuller m.	*sucette f.*
Schnullerhalter m.	*pince-sucettes m., attache sucette m.*
Schrank m.	*armoire f.*
Schutzgitter n.	*barrière de sécurité f.*
Sicherheitsgurt m.	*harnais de sécurité m.*
Silikon n.	*silicone m.*

Socken f. pl.	*chaussettes f. pl.*
Sonnenschirm m.	*ombrelle f.*
Spannbetttuch n.	*drap-housse m.*
Spielbogen m.	*portique m.*
Spieldecke f.	*tapis de jeu m.*
Spieluhr f.	*boîte à musique f.*
Spielzeug n.	*jouet m.*
Spielzeugkiste f.	*coffre à jouets m.*
Spucktuch n.	*bavette f.*
Steckdosensicherung f.	*cache prise m.*
Sterilisiergerät n.	*stérilisateur m.*
Stoffbuch n.	*livre en tissu m.*
Stofftier n.	*peluche f.*
Stoppersocken f. pl.	*chaussettes antidérapantes f. pl.*
Strampelhöschen n.	*barboteuse f.*
Strampler m.	*grenouillère f.*
Stubenwagen m.	*berceau m.*
Tasse f.	*tasse f.*
Teddy-Bär m.	*ours en peluche m.*
Teller m.	*assiette f.*
Thermometer n.	*thermomètre m.*
Töpfchen n.	*pot m.*
Tragesack m., Tragehilfe f.	*porte-bébé m.*
Tragetasche f.	*couffin m.*
Tragetuch n.	*écharpe de portage f.*
Trinklernbecher m.	*tasse anti-fuite f.*
Trittbrett n.	*marchepied m.*
Türstopper m.	*bloque porte m.*
verstellbare Sitzerhöhung f.	*siège rehausseur m.*
Wandregal n.	*étagères f. pl.*
Wärmestrahler m.	*lampe chauffante f.*
Wärmflasche f.	*bouillotte f.*
Waschschale f., Waschschüssel f.	*cuvette double compartiment f.*

WC-Sitz m.	*réducteur m.*
Wegwerf-Windel f.	*couche jetable f.*
Wickelkommode f.	*commode à langer f.*
Wickelmatratze f.	*matelas à langer m.*
Wickeltasche f.	*sac à langer m.*
Wickeltisch m.	*table à langer f.*
Wickeltuch n.	*lange m.*
Wiege f.	*berceau m.*
Windel f.	*couche f.*
· Waschbare Windel f.	*couche lavable f.*
· Wegwerf-Windel f.	*couche jetable f.*
Windeleimer m.	*poubelle pour couches f.*
Wippe f.	*transat m.*
Wundcreme f.	*pommade anti-rougeurs f.*

9. Behördengänge
Démarches administratives

anmelden	*déclarer*
Arbeitgeber m.	*employeur m.*
Elterngeld n.	*allocation parentale f.*
Elternzeit f.	*congé parental m.*
Familienbuch n.	*livret de famille m.*
Familienkasse f.	*caisse d'allocations familiales f.*
Geburtsort m.	*lieu de naissance m.*
Geburtsurkunde f.	*certificat de naissance m.*
Gesundheitsfürsorge f.	*services médicaux m. pl.*
Haftpflichtversicherung f.	*assurance responsabilité civile f.*
Heiratsurkunde f.	*certificat de mariage m.*
Kindergeld n.	*allocations familiales f. pl.*
Krankenversicherungskarte f.	*carte de mutuelle f.*

Kündigungsschutz m.	*protection contre le licenciement f.*
Mutterschaftsgeld n.	*indemnités journalières de maternité f. pl.*
Mutterschaftsurlaub m.	*congé de maternité m.*
Mutterschutz m.	*protection de la maternité f.*
Mutterschutzgesetz n.	*loi sur la protection de la maternité f.*
Personalausweis m.	*carte d'identité f.*
Schwangerschaftsmitteilung f.	*déclaration de grossesse f.*
Sozialversicherung f.	*sécurité sociale f.*
Standesamt n.	*état civil m.*
Vaterschaftsanerkennung f.	*reconnaissance de paternité f.*
Vaterschaftsgeld n.	*allocation de paternité f.*
Vaterschaftsurlaub m.	*congé de paternité m.*

10. Frühchen / Prématurés

Atemnotsyndrom n.	*syndrome de détresse respiratoire m.*
Beatmungsgerät n.	*respirateur m.*
Brutkasten m.	*couveuse f.*
Frühchen n.	*prématuré m.*
Frühgeburt f.	*naissance prématurée f., naissance avant terme f.*
Hautkontakt m.	*peau à peau m.*
Infusionspumpen f. pl.	*pompes à perfusion f. pl.*
Inkubator m.	*incubateur m.*
Intensivmedizin f.	*soins intensifs m.pl.*
Isolette-Couveuse f.	*isolette f.*
Lebensfähigkeit f.	*viabilité f.*
Phototherapie f., Lichttherapie f.	*photothérapie f.*

Sauerstofftherapie f.	*oxygénothérapie f.*
Sondenfütterung f.	*gavage m.*
Überlebensprognose f.	*pronostic vital m.*

11. Anatomie / Anatomie

After m.	*anus m.*
Arm m.	*bras m.*
Backenzahn m.	*molaire f.*
Bauch m.	*ventre m.*
Becken n.	*bassin m., pelvis m.*
Beckenboden m.	*plancher pelvien m.*
Beckeneingang m.	*détroit supérieur du bassin m.*
Bein n.	*jambe f.*
Brüste f. pl.	*seins m. pl.*
Brustwarze f.	*mamelon m.*
Brustwarzenhof m.	*aréole f.*
Damm m.	*périnée m.*
Eierstock m.	*ovaire m.*
Eileiter m.	*trompes de Fallope f. pl.*
Ellbogen m.	*coude m.*
Finger m.	*doigt m.*
Fontanelle f.	*fontanelle f.*
Fuss m.	*pied m.*
Gebärmutter f.	*utérus m.*
Gebärmutterhals m.	*col de l'utérus m.*
Gelbkörper m.	*corps jaune m.*
Hand f.	*main f.*
Hirn n.	*cerveau m.*
Hüfte f.	*hanche f.*
Hüftgelenk n.	*articulation de la hanche f.*
Hypophyse f.	*hypophyse f.*

Klitoris f.	*clitoris m.*
Kopf m.	*tête f.*
Milchzahn m.	*dent de lait f.*
Mutterleib m.	*ventre de la mère m.*
Muttermund m.	*orifice du col de l'utérus m.*
Myometrium n., Gebärmuttermuskulatur f.	*myomètre m.*
Neuralrohr n.	*tube neural m.*
Reißzahn m.	*canine f.*
Rumpf m.	*tronc m.*
Schneidezahn m.	*incisive f.*
Steiß m.	*siège m.*
Talgdrüse f.	*glande sébacée f.*
Vagina f., Scheide f.	*vagin m.*
Vulva f.	*vulve f.*

12. Notizen / Notes

Norwegische Märchen auf Französisch
Contes et Légendes de Norvège

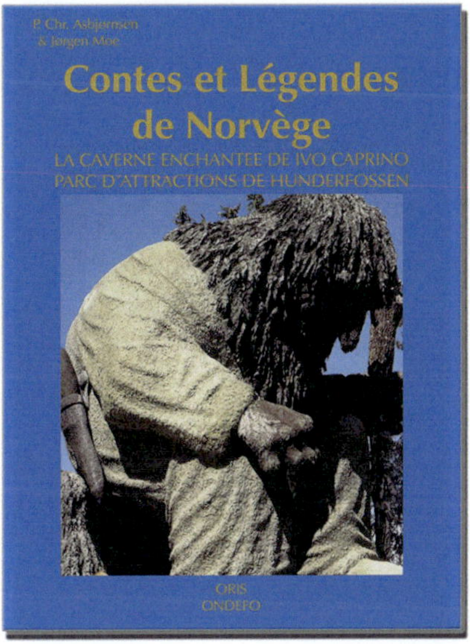

In diesen zehn Märchen von Asbjørnsen und Moe treffen wir die ganze farbige Märchenwelt Norwegens. Die phantasievollen Illustrationen von Ivo Caprino lassen die Märchenfiguren lebendig werden, gerade so, wie man sie auch in der Märchengrotte im Hunderfoss Familienpark bei Lillehammer erleben kann.

Ces dix contes de Asbjørnsen et Moe vous transportent dans le monde fabuleux des légendes norvégiennes. Les statues de Ivo Caprino leur insufflent vie et, nulle part, elles ne vous paraîtront plus réelles et plus fascinantes que dans la caverne enchantée du parc d'attractions de Hunderfossen, à quelques kilomètres seulement de Lillehammer.

ISBN: 978-3-939 70346-4

Ondefo Verlag - www.ondefo.de - Bücher und DVD

Eine Auswahl aus dem Verlagsprogramm:

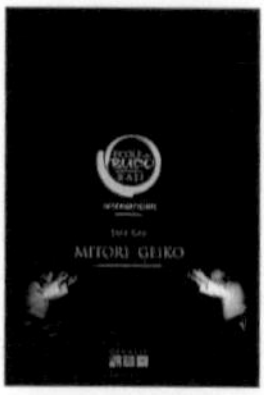

Mitori Geiko (Französisch)
von Jaff Raji und Hanatsu
Ein ausdruckstarkes Buch zum Thema Aikido, Iaido, Jodo. Trainingsimpression auf Hochglanzbildern in Farbe und Schwarz/Weiß. Die Bilder sind nur mit kurzen originalen Zitaten versehen (Französisch). Die Übersetzung ins englische findet sich im Anhang des Buches. ISBN: 978-3-939 70332-7

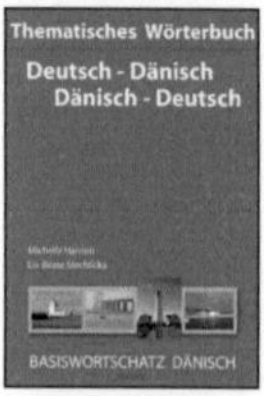

Thematisches Wörterbuch
Deutsch - Dänisch / Dänisch - Deutsch
Der Basiswortschatz Dänisch ist in diesem Buch nach verschiedenen Themen gegliedert. Im Gegensatz zu herkömmlichen Wörterbüchern sind die Stichwörter somit nicht komplett alphabetisch sondern nach entsprechenden Inhaltsschwerpunkten geordnet.
ISBN: 978-3-939 70307-5

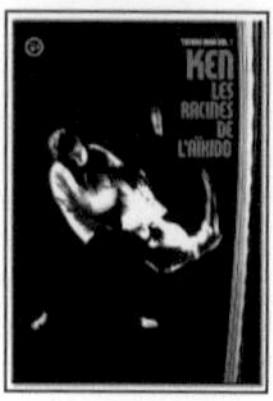

Ken, die Wurzeln des Aikido - Ken, les racines de l'Aïkido (DVD)
Toshiro Suga
DVD: 60 Minuten
Sprache: Französisch / Japanisch
Untertitel: Deutsch, Englisch, Französisch, Spanisch, Italienisch, Portugiesisch
Der Aikidomeister Toshiro Suga präsentiert auf dieser DVD Waffentechniken des Aikido.
ISBN: 978-3-939 70340-2

Paula geht auf Reisen / Paula part en voyage.
Zweisprachiges, illustriertes Kinderbuch für die Kleinsten.
Un livre d'enfant bilingue pour les tout-petits.
Deutsch - Französisch
ISBN : 978-3-939 70391-4
(Erstveröffentlichung: Sommer 2009)

Norwegische Märchen (Hardcoverausgabe mit Leseband)
Sprache: Deutsch
Mit stimmungsvollen Märchen-Fotos aus Ivo Caprinos Märchengrotte die sich im Hunderfossen Familienpark bei Lillehammer befindet.
ISBN: 978-3-939 70315-0

August Strindberg
Die Gespenstersonate
Preiswerte deutsche Taschenbuchausgabe.
ISBN: 978-3-939 70319-8

Français - Allemand

1. Généralités / Allgemeines....38

2. Désir d'avoir un enfant / Kinderwunsch....40

3. Grossesse / Schwangerschaft....42

4. Naissance / Geburt....45

5. Alimentation / Ernährung....49

6. Santé / Gesundheit....50

7. Allaitement / Stillen....55

8. Articles de puériculture / Babyausstattung....56

9. Démarches administratives / Behördengänge...61

10. Prématurés / Frühchen....62

11. Anatomie / Anatomie....63

12. Notes / Notizen....64

1. Généralités / Allgemeines

accouchement m.	*Entbindung f.*
apprentissage du langage m.	*Spracherwerb m.*
babiller	*brabbeln, plappern*
baby-sitter f. m.	*Babysitter m.*
banque du sperme f.	*Samenbank f.*
baver	*sabbern*
bébé m.	*Baby n.*
bébé-éprouvette m.	*Retortenbaby n.*
bébés nageurs m. pl.	*Babyschwimmen n.*
berceuse f.	*Schlaflied n.*
changer	*wickeln*
contrôle des naissances m.	*Geburtenkontrolle f.*
co-sleeping m., lit partagé m.	*Co-sleeping n., Familienbett n.*
crèche f.	*Krippe f.*
élever	*großziehen*
emmailloter	*einwickeln*
enfant désiré m.	*Wunschkind n.*
enfant m.	*Kind n.*
être assis	*sitzen*
être debout	*stehen*
éveil musical m.	*musikalische Früherziehung f.*
fille f.	*Mädchen n., Tochter f.*
fils m.	*Sohn m.*
future maman f., future mère f.	*werdende Mutter f.*
futurs parents m. pl.	*werdende Eltern pl.*
garçon m.	*Junge m.*
gigoter	*zappeln*
grandir	*wachsen*
grands-parents m. pl.	*Großeltern pl.*
· grand-mère f.	*Großmutter f.*
· grand-père m.	*Großvater m.*

grossesse f.	*Schwangerschaft f.*
groupe de jeux m.	*Krabbelgruppe f.*
héréditaire	*Erb-, erblich*
institutrice de maternelle f.	*Kindergärtnerin f.*
jardinière d'enfants f.	*Kindergärtnerin f.*
jumeaux m. pl.	*Zwillinge m. pl.*
· jumeaux hétérozygotes m. pl., faux jumeaux m. pl.	*zweieiige Zwillinge m. pl.*
· jumeaux homozygotes m. pl., vrais jumeaux m. pl.	*eineiige Zwillinge m. pl.*
lit partagé m., co-sleeping m.	*Familienbett n., Co-sleeping n.*
mâchouiller	*kauen*
maman f.	*Mutti f.*
· future maman f.	*werdende Mutter f.*
· mamie f., mémé f.	*Oma f.*
marcher	*laufen*
marcher à quatre pattes	*krabbeln*
maternel	*mütterlich*
maternelle f., jardin d'enfants m.	*Kindergarten m.*
maternité f.	*Mutterschaft f.*
médecin m.	*Arzt m.*
mémé f., mamie f.	*Oma f.*
mère célibataire f.	*Alleinerziehende f.*
mère f.	*Mutter f.*
· future mère f.	*werdende Mutter f.*
motricité f.	*Motorik f.*
nounou f., nourrice f.	*Tagesmutter f.*
nourrisson m.	*Neugeborene n. f. m.*
obstétrique f.	*Geburtshilfe f.*
papa m.	*Papa m.*
papi m., pépé m.	*Opa m.*
parents m. pl.	*Eltern pl.*
· futurs parents m. pl.	*werdende Eltern pl.*

parler	*sprechen*
paternité f.	*Vaterschaft f.*
patrimoine génétique m.	*Erbgut n.*
pédiatre f. m.	*Kinderärztin f., Kinderarzt m.*
pépé m., papi m.	*Opa m.*
père m.	*Vater m.*
père célibataire m.	*Alleinerziehender m.*
petit enfant m.	*Kleinkind n.*
petits-enfants m. pl.	*Enkelkinder n. pl.*
petit-fils m.	*Enkel m.*
petite-fille f.	*Enkelin f.*
planning familial m.	*Familienplanung f.*
pleurnicher, ronchonner	*quengeln*
position grenouille f.	*Spreizhaltung f.*
prénatal	*pränatal, vorgeburtlich*
progéniture f.	*Nachwuchs m.*
puéricultrice f.	*Kinderpflegerin f.*
puériculture f.	*Kinderpflege f., Kleinkinderpflege f.*
ramper	*robben*
rejeton m.	*Sprössling m.*
se balancer	*schaukeln*
se trémousser, gigoter	*strampeln*
sieste f.	*Mittagsschläfchen n.*
sommeil m.	*Schlaf m.*
sourire aux anges m.	*Engelslachen n.*
spermicide m.	*Spermizid n.*
sucer	*nuckeln*

2. Désir d'avoir un enfant / Kinderwunsch

azoospermie f.	*Azoospermie f.*
chromosome m.	*Chromosom n.*
conception f.	*Empfängnis f., Zeugung f.*
contraception f.	*Verhütung f.*
courbe thermique f.	*Temperaturkurve f.*
cycle m.	*Zyklus m.*
dernières règles f. pl.	*letzte Regelblutung f.*
diaphragme m.	*Diaphragma n.*
division cellulaire f.	*Zellteilung f.*
endomètre m.	*Endometrium n., Gebärmutterschleimhaut f.*
fécondation f.	*Befruchtung f.*
fécondation in vitro (FIV)	*In-vitro-Fertilisation f., IVF*
frottis m.	*Abstrich m.*
gamète f.	*Geschlechtszelle f.*
gène m.	*Gen n.*
glaire cervicale f.	*Zervixschleim m.*
gonade f.	*Gonade f.*
in vitro	*in vitro*
infertilité f.	*Infertilität f.*
insémination artificielle f.	*künstliche Befruchtung f.*
menstruation f.	*Menstruation f.*
moyen de contraception m.	*Verhütungsmittel n.*
nidation f.	*Einnistung f.*
œuf m.	*Ei n.*
ovulation f.	*Eisprung m.*
ovule m.	*Eizelle f.*
pilule f.	*Pille f.*
préservatif m.	*Kondom n.*
procréation f.	*Zeugung f.*
procréation médicalement assistée f.	*medizinisch unterstützte Zeugung f.*

rapport sexuel m.	*Geschlechtsverkehr m.*
règles f. pl.	*Periode f.*
spermatozoïde m.	*Spermium n.*
sperme m.	*Sperma n.*
spermogramme m.	*Spermiogramm n.*
stérilet m.	*Intrauterinspirale f., Spirale f.*
stérilité f.	*Sterilität f., Unfruchtbarkeit f.*

3. Grossesse / Schwangerschaft

acide folique m.	*Folsäure f.*
acupuncture f.	*Akupunktur f.*
agglutinine f.	*Agglutinin n.*
alpha-fétoprotéine f.	*Alpha-Fetoprotein n.*
amniocentèse f.	*Amniozentese f., Fruchtwasseruntersuchung f.*
analyse ADN f.	*DNA-Analyse f.*
analyse d'urine f.	*Urintest m.*
attendre un enfant	*ein Kind erwarten*
avortement m.	*Abtreibung f.*
besoin d'uriner m.	*Harndrang m.*
carnet de grossesse m., carnet de maternité m.	*Mutterpass m.*
ceinture de maintien f.	*Stützgürtel m.*
cerclage m.	*Cerclage f., Umschlingung des Gebärmutterhalses f.*
chloasma m., melasma m., masque de grossesse m.	*Chloasma n., Melasma n., Mutterflecken m. pl.*
circonférence abdominale f.	*Abdomenumfang m.*
circonférence du ventre f.	*Bauchumfang m.*
circulaire du cordon f.	*Nabelschnurumschlingung f.*
cordocentèse f.	*Kordozentese f., Nabelschnurpunktion f.*

cordon ombilical m.	*Nabelschnur f.*
· circulaire du cordon f.	*Nabelschnurumschlingung f.*
cours de préparation à l'accouchement m.	*Geburtsvorbereitungskurs m.*
crâne m.	*Schädel m.*
date prévue d'accouchement (DPA) f.	*voraussichtlicher Geburtstermin m.*
diagnostic prénatal m.	*Pränataldiagnostik f.*
diamètre bi-pariétal m.	*parietale Schädelbreite f.*
diamètre de la tête m.	*Kopfdurchmesser m.*
échographie f.	*Ultraschall m.*
embryon m.	*Embryo m.*
enregistrement du rythme cardiaque fœtal (ERCF) m.	*Aufnahme der fetalen Herztöne f.*
épaisseur du pli nucal f.	*Nackenfaltendicke f.*
être enceinte	*schwanger sein*
être enceinte de trois mois	*im dritten Monat schwanger sein*
examen prénatal m.	*Vorsorgeuntersuchung f., vorgeburtliche Untersuchung f.*
facteur rhésus m.	*Rhesusfaktor m.*
fausse couche f.	*Fehlgeburt f., Mangelgeburt f.*
femme enceinte f.	*Schwangere f.*
fœtus m.	*Fötus m.*
fringale f.	*Heißhunger m.*
gestation f.	*Gestation f.*
grossesse extra-utérine f.	*ektopische Schwangerschaft f.*
grossesse f.	*Schwangerschaft f.*
grossesse gémellaire f.	*Zwillingsschwangerschaft f.*
grossesse tubaire f.	*Eileiterschwangerschaft f.*
gymnastique prénatale f.	*Schwangerschaftsgymnastik f.*
haptonomie f.	*Haptonomie f.*
hauteur utérine f.	*Fundusstand m.*
hormone f.	*Hormon n.*

in utero	*in utero*
incompatibilité rhésus f.	*Rhesusunverträglichkeit f.*
interruption médicale de grossesse (IMG) f.	*therapeutische Abtreibung f.*
interruption volontaire de grossesse f. (IVG)	*Schwangerschaftsabbruch m.*
lanugo m.	*Lanugo n., Fetalhaarkleid n.*
ligne noire f.	*Linea nigra f.*
liquide amniotique m.	*Fruchtwasser n.*
longueur vertex-coccyx f.	*Scheitel-Steiß-Länge (SSL) f.*
masque de grossesse m.	*Mutterflecken m. pl.*
massage m.	*Massage f.*
mère porteuse f.	*Leihmutter f.*
melasma m., chloasma m., masque de grossesse m.	*Melasma n., Chloasma n., Mutterflecken m. pl.*
mois m.	*Monat m.*
morula f.	*Morula f.*
multipare f.	*Mehrgebärende f.*
nausée f.	*Übelkeit f.*
œstrogène m.	*Östrogen n.*
pelvimétrie f.	*Beckenmessung f., Pelvimetrie f.*
pertes f. pl.	*Ausfluss m.*
pilule du lendemain f.	*Pille danach f.*
placenta m.	*Plazenta f., Mutterkuchen m.*
pont indien m.	*indische Brücke f.*
position fœtale f.	*fötale Position f.*
prélèvement des villosités choriales (PVC) m.	*Chorionzottenbiopsie f.*
premières douleurs f. pl.	*Übungswehen f. pl.*
présentation par le siège f.	*Steißlage f.*
primipare f.	*Erstgebärende f.*
progestérone f.	*Progesteron n.*
prurit m.	*Juckreiz m., Pruritus m.*
rétention d'eau f.	*Wassereinlagerung f.*

semaine d'aménorrhée f. *Schwangerschaftswoche f.*
sensibilité aux odeurs f. *Geruchsempfindlichkeit f.*
sophrologie f. *Sophrologie f.*
soutien-gorge de grossesse m. *Schwangerschafts-BH m.*
terme m. *Geburtstermin m.*
test de grossesse m. *Schwangerschaftstest m.*
trimestre m. *Quartal n.*
triple test m. *Triple-Test m.*
trophoblaste m. *Trophoblast m., Keimhülle f.*
vergetures f. pl. *Schwangerschaftsstreifen m. pl., Dehnungsstreifen m. pl.*
vernix m. *Käseschmiere f.*
version céphalique externe (VCE) f. *äußere Wendung f.*
visite prénatale f. *Vorsorgetermin m.*
yoga prénatal m. *Yoga für Schwangere n.*

4. Naissance / Geburt

accouchement m. *Entbindung f.*
accouchement à domicile m. *Hausgeburt f.*
accouchement ambulatoire m. *ambulante Geburt f.*
accouchement assisté m. *assistierte Entbindung f.*
accouchement par voie basse m. *vaginale Entbindung f.*
accouchement sans douleur m. *schmerzlose Geburt f.*
accoucher *entbinden*
anesthésie f. *Narkose f.*
· anesthésie générale f. *Vollnarkose f.*
· anesthésie locale f. *örtliche Betäubung f.*
anesthésique m. *Betäubungsmittel n.*
aromathérapie f. *Aromatherapie f.*

baby-blues m.	*Baby-blues m.*
baignoire d'accouchement f.	*Gebärwanne f.*
bain de siège m.	*Sitzbad n.*
ballon de naissance m.	*Pezziball m.*
bouchon muqueux m.	*Schleimpfropf m.*
bracelet d'identité m.	*Namensbändchen n.*
cardiotocographie f.	*Cardiotokographie (CTG) f.*
cathéter m.	*Katheter m.*
centimètre m.	*Zentimeter m.*
césarienne f.	*Kaiserschnitt m.*
chaise d'accouchement f.	*Gebärstuhl m.*
changements hormonaux m. pl.	*Hormonumstellung f.*
consultation postnatale f.	*Nachuntersuchung f.*
contraction f.	*Wehe f.*
contractions d'expulsion f. pl.	*Presswehen f. pl.*
couche f., suites de couche f. pl.	*Wochenbett n.*
déchirure du périnée f.	*Dammriss m.*
déclenchement m.	*Einleitung f.*
délivrance f.	*Nachgeburt f.*
dépression post-partum f.	*Wochenbettdepression f.*
détresse fœtale f.	*fetale Notsituation f.*
dilatation complète f.	*komplette Eröffnung f.*
dilatation f.	*Eröffnung f.*
donner naissance à	*gebären*
doula f.	*Geburtshelferin f.*
dystocie f.	*Geburtshindernis n., Dystokie f.*
enfant mort-né m.	*Totgeburt f.*
engagement m.	*Einstellung (des Babys) f.*
épisiotomie f.	*Dammschnitt m.*
expulsion f.	*Austreibung f.*
filière pelvienne f.	*Geburtskanal m.*
forceps m., spatules f. pl.	*Geburtszange f.*
involution utérine f.	*Rückbildung f.*

lavement m.	*Einlauf m.*
lochies f. pl.	*Wochenfluss m.*
maison de naissance f.	*Geburtshaus n.*
maternité f.	*Geburtsklinik f.*
méconium m.	*Mekonium n., Kindspech n.*
mettre un enfant au monde	*ein Kind gebären*
monitoring m.	*medizinische Überwachung f.*
naissance à terme f.	*termingerechte Geburt f.*
naissance après terme f.	*Spätgeburt f.*
naissance dans l'eau f.	*Wassergeburt f.*
naissance f.	*Geburt f.*
naissance gémellaire f.	*Zwillingsgeburt f.*
naissance multiple f.	*Mehrlingsgeburt f.*
neurostimulateur transcutané m.	*TENS-Gerät n.*
obstétricien m.	*Geburtshelfer m.*
ocytocine f.	*Oxytocin n.*
oxymétrie de pouls f.	*Pulsoxymetrie f.*
partogramme m.	*Partogramm n.*
perfusion f.	*Infusion f.*
perfusion intraveineuse f.	*Tropf m.*
péridurale f.	*Periduralanästhesie (PDA) f.*
perte des eaux f.	*Blasensprung m.*
péthidine f.	*Pethidin n.*
phase d'expulsion f.	*Austreibungsphase f.*
phase de dilatation f.	*Eröffnungsphase f.*
phase de transition f.	*Übergangsphase f.*
placenta praevia m.	*Placenta praevia f., Fehllage der Plazenta f.*
poche des eaux f.	*Fruchtblase f.*
poids de naissance m.	*Geburtsgewicht n.*
points de suture m. pl.	*Naht f.*
post-partum	*postpartal*
pousser	*drücken, pressen*

présentation f.	*Lage f.*
pré-travail m.	*Vorwehen f. pl.*
procidence du cordon f.	*Nabelschnurvorfall m.*
projet de naissance m.	*Geburtsplan m.*
prostaglandines f. pl.	*Prostaglandin n.*
protection périodique f.	*Binde f.*
psychose post-partum f.	*postpartale Psychose f.*
rasage m.	*Rasur f.*
rééducation du post-partum f.	*Rückbildungskurs m.*
réflexologie f.	*Reflexologie f.*
retour de couches (RDC) f.	*Rückkehr der Menstruation f.*
rupture artificielle des membranes f.	*künstliche Blasensprung m.*
sage-femme f.	*Hebamme f.*
sage-femme indépendante f.	*Beleghebamme f.*
salle d'accouchement f.	*Entbindungsraum m.*
salle de travail f.	*Kreißsaal m.*
score d'Apgar m.	*Apgar-Schema n.*
se dilater	*sich öffnen*
service néonatal m.	*Neugeborenen-Intensivstation f.*
sexe m.	*Geschlecht n.*
situation d'urgence f.	*Notsituation f.*
suites de couche f. pl., couche f.	*Wochenbett n.*
suivi postnatal m.	*Nachsorge f.*
toucher vaginal m.	*vaginale Untersuchung f.*
traitement de la douleur m.	*Schmerzbehandlung f.*
tranchées f. pl.	*Nachwehen f. pl.*
travail m.	*Geburtswehen f. pl.*
ventouse f.	*Saugglocke f.*
voie haute f.	*abdominal*

5. Alimentation (de la femme enceinte et du petit enfant) / Ernährung (der Schwangeren und des Kleinkindes)

acide gras essentiel m.	*essentielle Fettsäure f.*
aliment complémentaire m.	*Beikost f.*
alimentation équilibrée f.	*ausgewogene Ernährung f.*
alimentation f.	*Ernährung f.*
biberon m.	*Trinkflasche f., Flasche f.*
biscotte f.	*Zwieback m.*
bouillie f.	*Brei m.*
calcium m.	*Kalzium n.*
carence f.	*Karenz f., Mangel m.*
céréale f.	*Getreide n.*
complément alimentaire m.	*Nahrungsergänzungsmittel n.*
croissance f.	*Wachstum n.*
féculent m.	*stärkehaltige Nahrungsmittel pl.*
fer m.	*Eisen n.*
fruit m.	*Obst n.*
lait de chèvre m.	*Ziegenmilch f.*
lait de soja m.	*Sojamilch f.*
lait de suite m.	*Folgemilch f.*
lait infantile m.	*Fertigmilch f.*
légume m.	*Gemüse n.*
manganèse m.	*Mangan n.*
nutriment m.	*Nährstoff m.*
oligo-éléments m. pl.	*Spurenelemente n. pl.*
petit pot m.	*Gläschen n.*
phosphore m.	*Phosphor m.*
produits laitiers m. pl.	*Milchprodukte n. pl.*
protéine f.	*Eiweiß n.*
purée f.	*Brei m.*
stérilisation f.	*Sterilisation f.*

stériliser	*sterilisieren*
substance minérale f.	*Mineralstoff m.*
sucres lents m. pl.	*komplexe Kohlenhydrate n. pl.*
tétine f.	*Sauger m.*
valve anti-colique f.	*Anti-Kolik-Ventil n.*
vitamine D f.	*Vitamin D n.*

6. Santé / Gesundheit

acné m.	*Akne f.*
agent pathogène m.	*Krankheitserreger m.*
aigreurs d'estomac f. pl.	*Sodbrennen n.*
allergie f.	*Allergie f.*
anémie f.	*Anämie f, Blutarmut f.*
antibiotique m.	*Antibiotikum n.*
anticorps m.	*Antikörper m.*
apport de sang m.	*Blutversorgung f.*
asthme m.	*Asthma n.*
audition f.	*Hörvermögen n.*
bec-de-lièvre m.	*Lippenspalte f.*
bouton m.	*Pickel m.*
bradycardie f.	*Bradykardie f.*
bronchiolite f.	*Bronchiolitis f.*
carie f.	*Karies f.*
carnet de santé m.	*Gesundheitspass m., Untersuchungsheft n.*
carnet de vaccination m.	*Impfbuch n.*
carte de groupe sanguin f.	*Blutgruppenausweis m.*
colique f.	*Kolik f.*
colique des trois premiers mois f.	*Dreimonatskolik f.*

conjonctivite f.	*Bindehautentzündung f., Konjunktivitis f.*
conseil en vaccination m.	*Impfberatung f.*
constipation f.	*Verstopfung f.*
coqueluche f.	*Keuchhusten m.*
crampes au mollet f. pl.	*Wadenkrämpfe m. pl.*
croûtes de lait f. pl.	*Schorf m., Milchschorf m.*
cystite f.	*Blasenentzündung f.*
défenses immunitaires f. pl.	*Immunabwehrkräfte f. pl.*
diabète m.	*Diabetes m.*
diabète gestationnel m.	*Schwangerschaftsdiabetes f., Gestationsdiabetes f.*
diabète juvénile m.	*juveniler Diabetes m.*
diarrhée f.	*Durchfall m.*
digestion f.	*Verdauung f.*
diphtérie f.	*Diphtherie f.*
distension de la symphyse pubienne f.	*Symphyse-Syndrom n.*
dysplasie f.	*Dysplasie f.*
eczéma m.	*Ekzem n.*
énurésie f.	*Einnässen n., Bettnässen n.*
épidémie f.	*Epidemie f.*
érythème fessier m.	*Windelausschlag m.*
faire ses dents	*zahnen*
fatigue f.	*Müdigkeit f.*
fente du palais f.	*Gaumenspalte f., Wolfsrachen m.*
fibrose kystique f.	*zystische Fibrose f.*
fièvre f.	*Fieber n.*
flatulence f.	*Blähung f.*
flore intestinale f.	*Darmflora f.*
gastro-entérite f.	*Gastroenteritis f.*
germe m.	*Keim m.*

gestose f., toxémie gravidique f.	*Schwangerschaftsbluthochdruck m.*
groupe sanguin m.	*Blutgruppe f.*
hémogramme m.	*Blutbild n.*
hémorroïdes f. pl.	*Hämorrhoiden f. pl.*
hépatite B f.	*Hepatitis B f.*
hernie ombilicale f.	*Nabelbruch m.*
homéopathe m.	*Heilpraktiker m.*
homéopathie f.	*Homöopathie f.*
hoquet m.	*Schluckauf m.*
hydrocéphalie f.	*Hydrozephalus m.*
hyperémèse f.	*Hyperemesis gravidarum f., extreme Schwangerschaftsübelkeit f.*
hypertension f.	*Bluthochdruck m., Hypertension f.*
hyperventilation f.	*Hyperventilieren n.*
hypotrophie f.	*Hypotrophie f.*
hypoxie f.	*Hypoxie f., Sauerstoffmangel m.*
hystéroscopie f.	*Hysteroskopie f., Gebärmutterspiegelung f.*
ictère m.	*Ikterus m.*
infection f.	*Infekt m.*
infection des organes génitaux f.	*Genitalinfektion f.*
infirmité motrice cérébrale f.	*Zerebralparese f., zerebrale Lähmung f.*
inflammation f.	*Entzündung f.*
insuffisance respiratoire f.	*Atemnot f.*
irrigation sanguine f.	*Durchblutung f.*
irritation f.	*Reizung f.*
jaunisse du nourrisson f.	*Gelbsucht f.*
laparoscopie f.	*Laparoskopie f.*
lymphangite f.	*Lymphangitis f.*
mal au dos m.	*Rückenschmerzen m. pl.*

mal au ventre m.	*Bauchschmerzen m. pl.*
maladie f.	*Krankheit f.*
maladie infantile f.	*Kinderkrankheit f.*
malformation f.	*Missbildung f., Fehlbildung f.*
manque d'appétit m.	*Appetitlosigkeit f.*
méningite f.	*Meningitis f.*
méningocoques m. pl.	*Meningokokken f. pl.*
microbe m.	*Mikrobe f.*
mort subite du nourrisson f.	*plötzlicher Kindstod m.*
muguet m.	*Soor m.*
névrodermite f.	*Neurodermitis f.*
œdème m.	*Ödem n.*
ophtalmie f.	*Augenentzündung f.*
oreillons m. pl.	*Mumps m.*
ostéopathe m.	*Osteopath m.*
otite moyenne f.	*Mittelohrentzündung f.*
pneumocoques m. pl.	*Pneumokokken f. pl.*
poliomyélite f.	*Poliomyelitis f., Kinderlähmung f.*
pré-éclampsie f.	*Präeklampsie f.*
pseudocroup m.	*Pseudo-Krupp m.*
rachitisme m.	*Rachitis f.*
réflexe d'apnée m.	*Atemschutzreflex m.*
reflux m.	*Reflux m.*
reflux gastro-œsophagien m.	*gastroösophagealer Reflux m.*
respiration f.	*Atmung f.*
rhume des foins m.	*Heuschnupfen m.*
rhume m.	*Erkältung f.*
rotavirus m.	*Rotavirus n.*
rougeole f.	*Masern pl.*
rubéole f.	*Röteln pl.*
saignements m. pl.	*Blutungen f. pl.*
salive f.	*Speichel m.*
souffrance fœtale f.	*fetale Notsituation f.*

spina-bifida m.	*Spina bifida f.*
suppositoire m.	*Zäpfchen n.*
surdité f.	*Taubheit f.*
syndrome d'Edwards m., trisomie 18 f.	*Edward-Syndrom n.*
syndrome d'immuno-déficience acquise (SIDA) m.	*erworbenes Immundefektsyndrom (AIDS) n.*
syndrome de Down m., trisomie 21 f.	*Down-Syndrom n.*
syndrome de Patau m., trisomie 13 f.	*Patau-Syndrom n.*
système immunitaire m.	*Immunsystem n.*
TDAH m. (trouble de déficit d'attention avec ou sans hyperactivité)	*ADHS (Aufmerksamkeitsdefizit-/Hyperaktivitätsstörung)*
tension f.	*Blutdruck m.*
tétanos m.	*Tetanus m., Starrkrampf m.*
thermorégulation f.	*Wärmeregulation f.*
thrombose f.	*Thrombose f.*
toux f.	*Husten m.*
toxoplasmose f.	*Toxoplasmose f.*
trisomie f.	*Trisomie f.*
· trisomie 13 f.	*Patau-Syndrom n.*
· trisomie 21 f.	*Down-Syndrom n.*
· trisomie 18 f.	*Edward-Syndrom n*
trouble du sommeil m.	*Schlafstörung f.*
tuberculose f.	*Tuberkulose f.*
vaccin m.	*Impfstoff m.*
vaccin polyvalent m.	*Mehrfachimpfstoff m.*
vaccination f.	*Impfung f.*
varicelle f.	*Windpocken pl.*
virus m.	*Virus n.*
vitamine K f.	*Vitamin K n.*
vomissement m.	*Erbrechen n.*
vue f.	*Sehvermögen n.*

7. Allaitement / Stillen

allaitement maternel m.	*Stillen n.*
allaiter, donner le sein	*stillen*
colostrum m.	*Kolostrum n., Vormilch f.*
consultante en lactation f.	*Stillberaterin f.*
coussin d'allaitement m.	*Stillkissen n.*
coussinets d'allaitement m. pl.	*Stilleinlagen f. pl.*
crème pour mamelons f.	*Brustwarzen-Salbe f.*
engorgement m.	*Milchstau m.*
faire son rot	*Bäuerchen machen*
fenouil m.	*Fenchel m.*
glandes mammaires f. pl.	*Milchdrüsen f. pl.*
lactation f.	*Laktation f.*
lait de remplacement m.	*Ersatzmilch f.*
lait maternel m.	*Muttermilch f.*
lanoline f.	*Lanolin n.*
mastite f.	*Mastitis f., Brustdrüsenentzündung f.*
mettre au sein	*anlegen*
montée de lait f.	*Milcheinschuss m.*
production lactée f.	*Milchbildung f.*
prolactine f.	*Prolaktin n.*
protège-mamelon m.	*Brusthütchen n.*
réflexe d'éjection du lait m.	*Milchspendereflex m.*
réflexe de succion m.	*Saugreflex m.*
salle d'allaitement f.	*Stillraum m.*
sevrage m.	*Abstillen n.*
soutien-gorge d'allaitement m.	*Still-BH m.*
succion f.	*Saugen n.*
tétée f.	*Fütterung f.*
téter	*saugen*
tire-lait électrique m.	*elektrische Milchpumpe f.*

tire-lait m.	*Milchpumpe f.*
tire-lait manuel m.	*manuelle Milchpumpe f.*
tirer son lait	*abpumpen*
tubercules de Montgomery m. pl.	*Montgomery-Drüsen f. pl.*

8. Articles de puériculture Babyausstattung

anneau de dentition m.	*Beissring m.*
armoire f.	*Schrank m.*
articles de toilette m. pl.	*Hygieneprodukte n. pl.*
assiette f.	*Teller m.*
babyphone m.	*Babyphone n.*
baignoire pour bébé f.	*Baby-Badewanne f.*
balançoire f.	*Schaukel f.*
balle f.	*Ball m.*
barboteuse f.	*Strampelhöschen n.*
barreaux m. pl.	*Gitterstäbe m. pl.*
barrière de lit f.	*Bettschutzgitter n.*
barrière de sécurité f.	*Schutzgitter n.*
bavette f.	*Spucktuch n.*
bavoir m.	*Lätzchen n.*
berceau m.	*Wiege f., Stubenwagen m.*
bloque porte m.	*Türstopper m.*
body m.	*Body m.*
boîte à musique f.	*Spieluhr f.*
bonnet m.	*Mütze f.*
bouillotte f.	*Wärmflasche f.*
brassière f.	*Flügelhemdchen n.*
brosse à cheveux f.	*Frisierbürste f.*

cache prise m.	*Steckdosensicherung f.*
cale-bébé m.	*Lagerungskissen n.*
caoutchouc m.	*Gummi m. n.*
cape de bain f., sortie de bain f.	*Badehandtuch mit Kapuze n.*
chaise haute f.	*Hochstuhl m.*
chambre d'enfant f.	*Kinderzimmer n.*
chancelière f.	*Fußsack m.*
chauffe-biberon m.	*Flaschenwärmer m.*
chaussettes f. pl.	*Socken f. pl.*
chaussettes antidérapantes f. pl.	*Stoppersocken f. pl.*
cheval à bascule m.	*Schaukelpferd n.*
ciseaux à ongles m. pl.	*Nagelschere f.*
coffre à jouets m.	*Spielzeugkiste f.*
coin de protection m.	*Kantenschutz m.*
combinaison de neige f.	*Schneeanzug m.*
combinaison f.	*Overall m.*
commode à langer f.	*Wickelkommode f.*
commode f.	*Kommode f.*
couche en coton f.	*Mullwindel f.*
couche f.	*Windel f.*
couche jetable f.	*Wegwerf-Windel f.*
couche lavable f.	*waschbare Windel f.*
couffin m.	*Tragetasche f.*
coussin en noyaux de cerise m.	*Kirschkernkissen n.*
couverts m.pl.	*Besteck n.*
couverture polaire f.	*Fleecedecke f.*
couverture pour bébé f.	*Kuscheldecke f.*
cube m.	*Baustein m.*
cuillère f.	*Löffel m.*
cuiseur à vapeur m.	*Dämpfer m.*
cuvette double compartiment f.	*Waschschale f., Waschschüssel f.*
doudou m.	*Kuscheltier n.*

draisienne f.	*Laufrad n.*
drap m.	*Bettlaken n.*
drap-housse m.	*Spannbetttuch n.*
écharpe de portage f.	*Tragetuch n.*
égouttoir à biberons m., égoutte-biberons m., sèche-biberons m.	*Abtropfständer für Flaschen m., Fläschchen-Trockner m., Flaschenständer m.*
équipement pour bébé m., articles de puériculture m. pl.	*Babyausstattung f.*
étagères f. pl.	*Wandregal n.*
évolutif	*entwicklungsfähig*
faire-part de naissance m.	*Geburtsanzeigekarte f.*
flèche de lit f., ciel de lit m.	*Himmelstange f.*
gigoteuse f., douillette f., turbulette f.	*Babyschlafsack m.*
gilet m.	*Jäckchen n.*
goupillon m.	*Flaschenbürste f.*
grenouillère f.	*Strampler m.*
habillage pluie m.	*Regenhülle f.*
hamac m.	*Hängematte f.*
harnais de sécurité m.	*Sicherheitsgurt m.*
hochet m.	*Rassel f.*
huile pour bébé f.	*Babyöl n.*
humidificateur m.	*Luftbefeuchter m.*
jouet m.	*Spielzeug n.*
lampe chauffante f.	*Wärmestrahler m.*
lampe de chevet f.	*Nachttischlampe f.*
landau m.	*Kinderwagen m.*
lange m.	*Wickeltuch n.*
latex m.	*Latex m.*
layette f.	*Babykleidung f.*
lingettes f. pl.	*Pflegetücher n. pl., Feuchttücher n. pl.*
lit m.	*Bett n.*

lit pliant m., lit parapluie m.	*Reisebett n.*
livre en tissu m.	*Stoffbuch n.*
marchepied m.	*Trittbrett n.*
marionnette f.	*Kasperlepuppe f.*
matelas à langer m.	*Wickelmatratze f.*
matelas m.	*Matratze f.*
mixeur m.	*Mixer m.*
mobile m.	*Mobile n.*
mouche bébé m.	*Nasensekretsauger m., Nasenreiniger m.*
moufles f. pl.	*Fausthandschuhe m. pl., Fäustlinge m. pl.*
moustiquaire f.	*Moskitonetz n.*
nacelle f.	*Babywanne f., Babyschale f.*
nid d'ange m.	*Babysack m.*
ombrelle f.	*Sonnenschirm m.*
ours en peluche m.	*Teddy-Bär m.*
parc m.	*Laufstall m.*
parure de lit f.	*Bettset n.*
peigne m.	*Kamm m.*
peignoir m.	*Bademantel m.*
peluche f.	*Stofftier n.*
pèse-bébé m.	*Babywaage f.*
pince-sucettes m., attache sucette m.	*Schnullerhalter m.*
pommade anti-rougeurs f.	*Wundcreme f.*
porte-bébé m.	*Tragesack m., Tragehilfe f.*
porte-biberon isotherme m.	*Isolierbeutel m., Warmhalte-box f.*
portemanteau m.	*Garderobenständer m.*
portique m.	*Spielbogen m.*
pot m.	*Töpfchen n.*
poubelle pour couches f.	*Windeleimer m.*
poupée f.	*Puppe f.*

poussette f., poussette canne f.	*Buggy m., Sportwagen m.*
produits d'hygiène m. pl.	*Hygieneprodukte n. pl.*
protection pour cuisinière f.	*Herdschutzgitter n.*
protection d'angles f.	*Eckenschutz m.*
protection four f.	*Backofentür-Stopp m., Backofen-Schutzgitter n.*
protège-matelas m.	*Matratzenschoner m.*
pyjama m., dors-bien m.	*Schlafanzug m.*
réducteur m.	*WC-Sitz m.*
roulettes f. pl.	*Rollen f. pl.*
sac à langer m.	*Wickeltasche f.*
seau pour le bain m.	*Badeeimer m.*
siège auto m.	*Autositz m.*
siège rehausseur m.	*verstellbare Sitzerhöhung f.*
siège vélo m.	*Fahrradsitz m.*
silicone m.	*Silikon n.*
stérilisateur m.	*Sterilisiergerät n.*
sucette f.	*Schnuller m.*
table à langer f.	*Wickeltisch m.*
tapis d'activités m.	*Krabbeldecke f.*
tapis de jeu m.	*Spieldecke f.*
tasse anti-fuite f.	*Trinklernbecher m.*
tasse f.	*Tasse f.*
tétine f.	*Sauger m.*
thermomètre de bain m.	*Badethermometer n.*
thermomètre m.	*Thermometer n.*
toise f.	*Messlatte f.*
toupie f.	*Kreisel m.*
tour de lit m.	*Nestchen n.*
transat de bain m.	*Badesitz m.*
transat m.	*Wippe f.*
tricycle m.	*Dreirad n.*
trotteur m., youpala m.	*Laufwagen m., Lauflerngerät n.*
trottinette f.	*Roller m.*

veilleuse f.	*Nachtlicht n.*
vélo m.	*Fahrrad n.*

9. Démarches administratives
Behördengänge

allocation de paternité f.	*Vaterschaftsgeld n.*
allocation parentale f.	*Elterngeld n.*
allocations familiales f. pl.	*Kindergeld n.*
assurance responsabilité civile f.	*Haftpflichtversicherung f.*
caisse d'allocations familiales f.	*Familienkasse f.*
carte d'identité f.	*Personalausweis m.*
carte de mutuelle f.	*Krankenversicherungskarte f.*
certificat de mariage m.	*Heiratsurkunde f.*
certificat de naissance m.	*Geburtsurkunde f.*
congé de maternité m.	*Mutterschaftsurlaub m.*
congé de paternité m.	*Vaterschaftsurlaub m.*
congé parental m.	*Elternzeit f.*
déclaration de grossesse f.	*Schwangerschaftsmitteilung f.*
déclarer	*anmelden*
employeur m.	*Arbeitgeber m.*
état civil m.	*Standesamt n.*
indemnités journalières de maternité f. pl.	*Mutterschaftsgeld n.*
lieu de naissance m.	*Geburtsort m.*
livret de famille m.	*Familienbuch n.*
loi sur la protection de la maternité f.	*Mutterschutzgesetz n.*
protection de la maternité f.	*Mutterschutz m.*

protection contre le licenciement f.	*Kündigungsschutz m.*
reconnaissance de paternité f.	*Vaterschaftsanerkennung f.*
sécurité sociale f.	*Sozialversicherung f.*
services médicaux m. pl.	*Gesundheitsfürsorge f.*

10. Prématurés / Frühchen

couveuse f.	*Brutkasten m.*
gavage m.	*Sondenfütterung f.*
incubateur m.	*Inkubator m.*
isolette f.	*Isolette-Couveuse f.*
naissance prématurée f., naissance avant terme f.	*Frühgeburt f.*
oxygénothérapie f.	*Sauerstofftherapie f.*
peau à peau m.	*Hautkontakt m.*
photothérapie f.	*Phototherapie f., Lichttherapie f.*
pompes à perfusion f. pl.	*Infusionspumpen f. pl.*
prématuré m.	*Frühchen n.*
pronostic vital m.	*Überlebensprognose f.*
respirateur m.	*Beatmungsgerät n.*
soins intensifs m. pl.	*Intensivmedizin f.*
syndrome de détresse respiratoire m.	*Atemnotsyndrom n.*
viabilité f.	*Lebensfähigkeit f.*

11. Anatomie / Anatomie

anus m.	*After m.*
aréole f.	*Brustwarzenhof m.*
articulation de la hanche f.	*Hüftgelenk n.*

bassin m., pelvis m.	*Becken n.*
bras m.	*Arm m.*
canine f.	*Reißzahn m.*
cerveau m.	*Hirn n.*
clitoris m.	*Klitoris f.*
col de l'utérus m.	*Gebärmutterhals m.*
corps jaune m.	*Gelbkörper m.*
coude m.	*Ellbogen m.*
dent de lait f.	*Milchzahn m.*
détroit supérieur du bassin m.	*Beckeneingang m.*
doigt m.	*Finger m.*
fontanelle f.	*Fontanelle f.*
glande sébacée f.	*Talgdrüse f.*
hanche f.	*Hüfte f.*
hypophyse f.	*Hypophyse f.*
incisive f.	*Schneidezahn m.*
jambe f.	*Bein n.*
main f.	*Hand f.*
mamelon m.	*Brustwarze f.*
molaire f.	*Backenzahn m.*
myomètre m.	*Myometrium n., Gebärmuttermuskulatur f.*
orifice du col de l'utérus m.	*Muttermund m.*
ovaire m.	*Eierstock m.*
périnée m.	*Damm m.*
pied m.	*Fuss m.*
plancher pelvien m.	*Beckenboden m.*
seins m. pl.	*Brüste f. pl.*
siège m.	*Steiß m.*
tête f.	*Kopf m.*
trompes de Fallope f. pl.	*Eileiter m.*
tronc m.	*Rumpf m.*
tube neural m.	*Neuralrohr n.*
utérus m.	*Gebärmutter f.*

vagin m.	*Vagina f., Scheide f.*
ventre de la mère m.	*Mutterleib m.*
ventre m.	*Bauch m.*
vulve f.	*Vulva f.*

12. Notes / Notizen

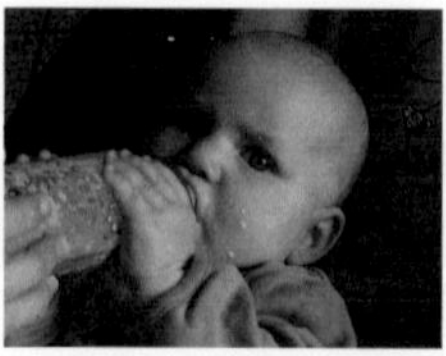